AF299886

LE PÈRE THOMAS.

DE L'IMPRIMERIE DE DENUGON.

LE PÈRE THOMAS,

OU

ENTRETIENS FAMILIERS

SUR LES FAUX PRÉJUGÉS CONTRE LA VACCINE.

PAR MATHIEU DUDON,

Docteur en médecine de la Faculté de Paris, associé émérite de la Société d'instruction médicale, membre de la Société *médico-philantropique*, du Cercle médical, (*ci-devant Académie de médecine de Paris*), de la Société médico-pratique, et de plusieurs Sociétés littéraires.

Inventeur du *Sénostat*, instrument de chirurgie, pour faire, sans *suture et à tout âge*, l'opération du *bec-de-lièvre*.

BIBLIOTHÈQUE ROYALE

A PARIS,

Chez Locard et Davi, libraires quai des Grands-Augustins, n° 33, à la descente du pont Saint-Michel.

L'Auteur, rue Saint-Martin, n° 173.

FÉVRIER 1819.

A

MONSIEUR LE DUC

DE LA ROCHEFOUCAULD-LIANCOURT,

Pair de France, Inspecteur général des arts et manufactures, membre du Conseil d'agriculture, Président honoraire et perpétuel du Comité central de vaccine, etc., etc.

MONSIEUR LE DUC,

En agréant cet opuscule, vous m'avez permis d'y placer votre nom, ce nom illustre, éminemment français, auquel se rattachent toutes les idées de la véritable philantropie.

Votre zèle pour le bien public a donné l'impulsion aux premiers travaux qui ont in-

I.

troduit en France l'heureuse découverte de JENNER. C'est à vous, MONSIEUR LE DUC, que nous sommes spécialement redevables des bienfaits qui en résultent.

Un écrit destiné à combattre les erreurs qui naissent, soit des préjugés contre la vaccine, soit de l'insouciance, ne pouvait paraître sous des auspices plus favorables.

J'ai l'honneur d'être, avec le plus profond respect,

MONSIEUR LE DUC,

Votre très-humble et très-obéissant serviteur,

DUDON, D. M. P.

INTRODUCTION.

La vaccine est un des plus beaux présens que la Providence ait faits au genre humain. Cependant, malgré les efforts des médecins et des magistrats pour la propager, et répondre ainsi aux vues du Monarque, *dont la pensée bienfaisante semble particulièrement s'arrêter sur tout ce qui peut contribuer au bien-être de ses sujets* (1), malgré l'exemple donné par des personnages qui tiennent les premiers rangs dans la société, malgré des succès constans et innombrables, ce préservatif merveilleux est encore réduit à lutter contre les préjugés, pour ne pas dire contre l'ignorance ou une aveugle obstination.

La vaccine subit le sort des choses nouvelles : plus elles sont importantes et avantageuses, plus elles éprouvent des contradic-

---

(1) Lettre de M. Chabrol, préfet du département de la Seine, 1er *juillet* 1818.

tions. Il n'est pas étonnant que cette précieuse découverte ait ses détracteurs ; le quinquina, dont les effets fébrifuges tiennent souvent du prodige, a bien eu les siens.

Cependant on remarque, avec plaisir, que la vaccine ne compte plus parmi ses antagonistes aucun homme instruit. Les personnes qui aiment la vérité, qui la cherchent de bonne foi, ont fixé leur opinion, et forment des vœux pour que l'on mette, universellement en pratique, un moyen d'affranchir l'espèce humaine d'une effroyable maladie, et de conserver aux Etats la grande partie de la population que la variole fait périr.

Il ne s'agit que d'éclairer cette classe nombreuse de la société que certaines gens prennent à tâche, soit par obstination, soit par esprit de commérage, d'entretenir dans les erreurs qui naissent des préjugés. Ces erreurs sont victorieusement combattues dans une multitude d'écrits dont on a enrichi la science médicale, mais que le public ne lit point, parce qu'ils ne sont pas à sa portée.

J'ai pensé qu'il serait extrémement utile de publier, sur ce sujet, et sous forme d'entretiens, une instruction familière, en réunissant, dans un petit cadre, ce qu'il y a de plus intéressant et de plus propre à faire triompher la vérité.

Dans ces entretiens, un bon père de famille nommé *Thomas* (1), homme juste et droit, mais pré-

____

(1) Je nomme ainsi le père de famille, parce que ce nom rappelle l'idée d'un homme qui veut être convaincu pour croire.

venu contre la vaccination, présente à son Médecin diverses objections accréditées par les préjugés. Le Médecin se fait un plaisir de répondre à toutes les objections.

Comme il faut combattre les erreurs par l'évidence des faits, je n'exposerai aucune opinion hypothétique; je n'avancerai rien qui ne soit avéré de tous les gens instruits, et qui n'ait été constaté par l'expérience.

ENTRETIEN PREMIER.

De la petite-vérole. — Nous n'apportons pas en naissant le germe de cette maladie.—Elle ne sert pas à dépurer la masse des humeurs.—Par motif de religion autant que pour l'intérêt public, on doit chercher à anéantir ce terrible fléau.

THOMAS.

Monsieur le Docteur, j'entends beaucoup parler des ravages affreux que la petite-vérole exerce en ces momens ; on dit qu'elle est très-meurtrière. Je crains beaucoup pour mes enfans, et surtout pour mon Eugénie. Certaines personnes me conseillent de les faire vacciner ; d'autres ne cessent de me répéter que j'aurais tort, et grand tort. A les entendre : « La petite-vérole est » une maladie dont tout le monde » apporte le germe en naissant, » et qui est nécessaire pour dé- » purer la masse du sang et des » humeurs. »

LE MÉDECIN.

Sans doute, les personnes qui vous tiennent un tel langage

sont toutes étrangères à l'art de guérir. Un médecin instruit vous parlerait différemment. S'il ne voulait pas entrer dans les détails de la science, il vous présenterait l'exemple des rois et des princes qui font vacciner leurs enfans. Certainement, vous ne pourriez point supposer que, si l'on n'était pas assuré de l'innocuité autant que de l'efficacité de la vaccine, on voulût y soumettre aveuglément le rejeton d'un monarque, rejeton quelquefois unique et l'objet de la plus vive tendresse. Pour moi, je vous dirai ce que j'ai répété, cent fois, à ceux qui me demandaient conseil là-dessus : « *J'ai plusieurs enfans,*

» *que j'aime tendrement, je les ai*
» *tous vaccinés.* »

Aucun médecin, pour peu
qu'il soit de bonne foi, ne vous
dira que les hommes apportent
en naissant le germe de la petite-
vérole. Il suffit d'avoir quelques
notions sur l'histoire de cette
maladie terrible, pour être convaincu du contraire.

Si l'on veut remonter à son
origine, il est difficile d'en pré-
ciser l'époque; mais on sait po-
sitivement qu'elle a pris naissance en Asie. Vers la fin du
sixième siècle, elle fut portée
par les Arabes en Egypte, d'où
elle s'étendit en Afrique, le long
des côtes de la Méditerranée.

Peu de temps après, on la vit paraître en Espagne, pour la première fois; et la contagion envahit promptement tous les Etats de l'Europe.

Il serait absurde de prétendre que les hommes naissent avec le germe d'une maladie qui n'existe parmi nous que depuis quelques siècles; qui n'existait pas en Amérique, lorsqu'on découvrit cette grande partie du Monde; qui, enfin, n'est pas encore connue chez certains peuples sauvages, parce qu'ils ne communiquent pas avec les nations qui l'ont contractée, et qu'ainsi la contagion n'a point pénétré chez eux.

Si nous apportions, en nais-

sant, le germe de la petite-vérole,
cette maladie aurait existé depuis la création du premier homme, et dans tous les pays; les
anciens médecins, tels qu'Hip-
pocrate, l'auraient observée ;
ils n'auraient pas gardé le si-
lence sur une affection aussi
grave.

Si la petite-vérole provenait
d'un germe originel dans l'espèce humaine, elle se dévelop-
perait à des époques détermi-
nées de la vie, comme cela arrive
à l'égard des maladies qui sont
transmises par les pères et mères
à leurs enfans, et qu'on nomme
héréditaires; aucun individu n'en
serait exempt.

Tout ce que l'on peut dire raisonnablement, c'est que nous
naissons, presque tous, avec une
aptitude ou une disposition à
être affectés, une fois, par certaines particules venimeuses qui,
s'introduisant subtilement dans
notre corps, engendrent une maladie nommée petite-vérole.

THOMAS.

Mais, pourquoi dit-on que cette
maladie est nécessaire pour dépurer le sang et les humeurs?

LE MÉDECIN.

L'on se trompe en disant cela.
L'idée que l'on se forme, en re-
gardant la petite-vérole comme

provenant d'un levain originel-
lement caché en nous-mêmes,
donne lieu à ce funeste préjugé.
Cette manière de voir est fausse.
Le venin de la petite-vérole n'est
pas un venin né avec nous, et
qui mûrit, dès notre naissance,
au-dedans de nous; mais il s'in-
troduit dans le corps par contagion : alors, semblable à un levain, il excite une corruption
d'une nature qui lui est particulière.

THOMAS.

Je crois pourtant, Monsieur,
qu'il sort par la suppuration des
boutons une matière qui ne pourrait demeurer dans le corps sans

porter atteinte à la santé. Vous conviendrez que cette suppuration délivre le malade d'un foyer d'infection. Vous-mêmes, Messieurs les Médecins, n'établissez-vous pas des vésicatoires ou autres choses semblables, pour procurer une suppuration salutaire?

LE MÉDECIN.

Quand même la suppuration serait, en certains cas, un moyen avantageux pour dépurer les humeurs, il ne s'ensuivrait pas que la petite-vérole fût une maladie avantageuse comme un vésicatoire. L'éruption des boutons est due aux efforts de la nature luttant contre une matière morbifique, introduite dans le corps par contagion.

Avant de vouloir déduire de la suppuration que la petite-vérole est un bien pour la santé, il faudrait avoir démontré par l'observation que, lorsque cette suppuration est très-abondante, la maladie prend un caractère de bénignité. On remarque, au contraire, dans ces cas, que le mal est toujours très-grave et qu'il a des suites fâcheuses; la plupart des malades succombent; ceux qui échappent à la mort, traînent une convalescence longue et pénible, ou sont affligés d'infirmités incurables.

Dire que la petite-vérole est

utile pour dépurer le sang et les humeurs, parce qu'elle a pour symptôme des boutons purulens, c'est à peu près dire, que la gale, les dartres, le mal vénérien et la peste sont des affections salu-taires, parce qu'elles ont, pour symptômes, des éruptions qui suppurent.

On a considéré la petite-vérole comme une peste; on lui a trouvé effectivement de l'analogie avec ce fléau redoutable dont le nom seul glace d'effroi. (1)

---

(1) Une remarque importante des an-ciens comme des modernes, et qui tend à prouver cette analogie, c'est, qu'en gé-néral, les individus qui ont le bonheur de guérir de la peste ne sont pas sus-

Ce serait, en vérité, une chose bien étrange que nous eussions besoin d'une telle maladie pour obtenir une meilleure santé. Comment faisaient nos pères, lorsqu'elle n'existait pas ? Étaient-

———————————————————————

ceptibles d'en être atteints une seconde fois.

« La *Gazette de Hambourg* annonce
» que deux médecins européens, M. *An-*
» *bon* à Constantinople, et M. *Lafond*
» à Salonique, ont observé que la vac-
» cine préservait de la peste. Cette opi-
» nion paraît se fonder sur ce que, l'on
» a remarqué que de six mille vaccinés
» à Constantinople, aucun n'avait été
» atteint de la contagion, et que les
» Arméniens, parmi lesquels la vac-
» cine est devenue d'une pratique géné-
» rale, n'y sont plus sujets. » (*Journal
du Commerce*, 3 décembre 1818.)

ils plus faibles, plus cacochimes que nous? Non, sans doute. Dans le siècle où nous vivons, les individus qui n'ont pas eu la petite-vérole, sont-ils d'une constitution plus faible que ceux qui l'ont eue? Non, certainement.

Ainsi, père Thomas, loin de regarder cette maladie comme une affection salutaire, considérons la sous son vrai point de vue. Nous ne saurions nous dissimuler que c'est un mal effroyable, auquel les plus grands soins ne peuvent pas souvent remédier, et qui fait périr, au moins, la dixième partie des individus qu'il atteint (1).

____

(1) En 1816, les vaccinations

Je ne parle pas des traces difformes et indélébiles qu'il imprime sur le visage, souvent à un tel point, qu'une très-jolie figure n'offre plus qu'une image hideuse.

THOMAS.

Ah! que j'aurais de chagrin si mes enfans, et surtout mon Eugénie, contractaient cette horrible maladie!

LE MÉDECIN.

Ils y seront exposés, tant que

___

ont été pratiquées en France sur 431,648 individus. Nul accident fâcheux ne s'est manifesté. 24,610 individus ont été atteints de la petite-vérole, sur lesquels 2463 sont morts, 2462 ont été défigurés. Ce qui porte le nombre des victimes à un cinquième.

vous négligerez de recourir au vrai préservatif, qui est la vaccine. Car nous ne pouvons pas empêcher que l'air soit chargé de miasmes varioliques; nous ne pouvons pas toujours éviter l'atmosphère qui s'en trouve infectée. Mais, grâce à la découverte de la vaccine, nous pouvons anéantir en nous, l'aptitude que nous avons à contracter la petite-vérole.

THOMAS.

Vous me conseillez donc de faire vacciner mes enfans?

LE MÉDECIN.

Oui, je vous le conseille. Tout

homme sensé, à qui la Providence a accordé des enfans, doit, s'il les aime véritablement, les faire vacciner. Il doit, par ce procédé très-simple, les délivrer de la crainte des accidens réellement formidables qui accompagnent la petite-vérole et dont on est menacé, même à la fin de la maladie. En effet, au moment où les symptômes semblent cesser et disparaître, tantôt il se forme des dépôts purulens, non-seulement aux membres et aux articulations, mais encore dans les poumons et dans d'autres viscères ; tantôt il survient des caries dont on guérit très-rarement ; tantôt, enfin, on devient aveugle, sourd ou impotent de quelque membre.

THOMAS.

La petite-vérole est un fléau dont Dieu afflige l'espèce humaine; n'est-ce pas agir contre les décrets de la Divinité que de recourir à la vaccine?

LE MÉDECIN.

La réflexion que vous venez de faire, rappelle la déplorable conduite des mahométans. Par exemple, lorsque la peste exerce ses ravages à Constantinople, on voit la plupart des sectateurs de Mahomet refuser de s'en garantir ou d'y remédier, et périr vic-

3.

times d'un fatalisme funeste. Ils n'agissent ainsi que d'après les dogmes de leur religion. Mais la morale de l'*Evangile*, plus douce, plus raisonnable et plus juste, nous apprend que Dieu a donné à tous les hommes le libre-arbitre pour en faire le meilleur usage possible. Serait-ce sans motif que la Providence aurait placé le remède à côté du mal?...Cependant, sans nous engager dans une dissertation théologique, voulez-vous une preuve que l'on suit la volonté de Dieu en recourant à la vaccine? Voyez avec quel zèle, les prêtres, les curés et les autres ecclésiastiques concourent à la faire mettre en usage ; voyez avec quelle bienveillance, le Roi, qui met au rang de ses premiers devoirs ceux de la religion, encourage tous les efforts que l'on fait pour propager ce précieux préservatif; voyez les sages mesures qu'emploient les magistrats pour répondre aux vues bienfaisantes du Monarque.

THOMAS.

Oh! pour le coup, Monsieur le Docteur, je pense que vous ne pouvez applaudir à certaines mesures de quelques magistrats qui exigent absolument, que les parens fassent vacciner leurs enfans, et qui, pour punir, en quelque sorte, ceux qui ne veulent pas le faire, leur refusent les secours destinés aux indigens. Ces magistrats vont même jusqu'à défendre aux instituteurs de recevoir, dans leurs écoles, des élèves qui n'auraient pas eu la petite-vérole ou n'auraient pas été vaccinés. Ces mesures me paraissent très-injustes; il me semble qu'elles portent atteinte aux droits que les pères et mères ont sur leurs enfans.

LE MÉDECIN.

Les droits des pères et mères sont subordonnés à ceux de l'autorité publique qui veille sur tous les êtres de la société; les enfans sont précisément ceux qui doivent attirer spécialement son attention et provoquer sa sollicitude. Si des parens, aveuglés par les préjugés, s'obstinent à vouloir faire le mal de leurs enfans, croyant faire leur bien, il est du devoir de l'autorité mieux éclairée, d'intervenir, et de tracer aux pères et mères les règles de leur conduite.

Les magistrats doivent d'autant plus redoubler d'efforts pour faire mettre en pratique la vaccine, que la société en général y est très-intéressée ; puisque cette pratique tend à anéantir le fléau de la petite-vérole ; puisque, enfin, l'on ne pourra y parvenir que lorsque tout le monde aura re-

cours à ce merveilleux préservatif. Quiconque refuse de le faire,
agit contre l'intérêt général de
la société.

Si un incendie éclatait dans
votre quartier, ne trouveriez-
vous pas très-juste que l'on for-
çât tout le monde, soit à porter
du secours, soit à se prêter pour
l'éteindre ou pour en arrêter les
progrès? S'il fallait, pour cela, que
l'on pénétrât dans votre maison,
pensez-vous avoir le droit de vous
y opposer , sous prétexte que
vous n'en voyez pas vous-même
la nécessité, que vous prétendez
être maître de votre propriété,
et que vous craignez chez vous
l'affluence du public? Les dépô-

sitaires de l'autorité ne doivent-ils pas, en cette circonstance, vous contraindre à ouvrir vos portes, pour sauver, non-seulement les propriétés de vos voisins, mais encore la vôtre, malgré vous-même ?

La petite-vérole est un fléau destructeur dont les ravages, pareils à ceux d'un incendie, s'étendent avec beaucoup de rapidité et d'une manière effrayante. Toutes les mesures qu'on emploie pour s'y opposer sont justes et légitimes; elles ont pour but la conservation de milliers d'êtres innocens et l'intérêt général du genre humain.

ENTRETIEN DEUXIÈME.

Distinction importante entre la vaccine et la vaccinulle. — La vaccine est contre la petite-vérole un préservatif aussi assuré que la première atteinte de cette maladie.

THOMAS.

D'après tout ce que vous m'avez déjà dit, je ne balancerais pas un instant de faire vacciner mes enfans, si j'avais assez de confiance dans la vaccine. Je doute qu'elle soit un bon préservatif; car on m'a fait voir un petit garçon qui a eu la petite-vérole, six mois après avoir été vacciné.

LE MÉDECIN.

Je doute que le petit garçon, dont vous me parlez, ait eu ce que nous appelons la *vraie vaccine*. Car je vous ferai observer qu'il y a la *fausse vaccine*, qui ne met pas à l'abri de la contagion variolique. La fausse vaccine n'a pas plus de vertu préservative que la *vérolette* ou *varicelle*, appelée communément *petite-vérole volante*. J'ose vous as-

4

surer que si l'enfant, dont il est question, a eu la *vraie vaccine*, l'éruption, qui s'est manifestée depuis, n'était pas la petite-vérole.

THOMAS.

La distinction que vous faites en *vraie* et *fausse* vaccine, n'est-elle pas une distinction de pure subtilité ?

LE MÉDECIN.

Non, père Thomas. De même qu'on distingue la *petite-vérole* de la *vérolette*, l'on doit aussi distinguer la vaccine *vraie* de la *fausse*.

Cependant, par fausse vaccine, on n'entend point celle qui résulterait de l'inoculation d'un faux vaccin, ou de tout autre matière, mais bien celle qui est nulle dans ses effets préservatifs. Nous la désignerons par le nom de *vaccinulle*. Pour vous mettre à même de distinguer la *vaccine* proprement dite de la *vaccinulle*, je vous en décrirai la marche.

On remarque dans la petite-vérole, ainsi que dans la vaccine, une marche régulière. L'une et l'autre se distinguent par des caractères particuliers ; tels sont l'époque du développement depuis l'insertion du vaccin ou l'invasion de la petite-vérole, les périodes de leur marche, la forme et la structure des boutons, la nature de l'humeur qu'ils contiennent, la manière dont ils dessèchent, et la trace qui reste après leur chute.

Dans la *vérolette* et dans la *vaccinulle*, tous les symptômes se développent et disparaissent avec *rapidité*.

Vaccine.

La piqûre faite avec la lancette, pour introduire le vaccin, n'offre guère de changement remarquable qu'à la fin du *troisième* jour (1).

---

(1) Quelquefois on a observé du retard dans le premier développement de la vaccine ; mais toutes ses périodes ont

A cette époque ou à la fin du *quatrième* jour, on sent distinctement, par le toucher, une légère dureté dans le tissu de la peau, à l'endroit où l'on a inséré le vaccin. On peut apercevoir, à l'œil nu, une teinte d'un rouge clair et un peu d'élévation.

Le *cinquième* jour, on voit une petite pustule, rouge à son sommet, incolorée à sa base, et remplie d'une liqueur limpide.

Du cinquième au *sixième* jour, il y a dépression au centre de la pustule, élévation et gonflement

____

ensuite été parcourues dans les termes qui paraissent fixés pour la régularité de sa marche.

4.

de ses bords en forme de bourrelet; toute la tumeur paraît d'un
rouge clair.

Du sixième au *septième* jour,
la rougeur de la pustule dispa-
rait, le bourrelet circulaire prend
une teinte argentée, le point central déprimé acquiert une couleur foncée. Il se forme un petit
cercle rouge à la base du bouton.

Vers le *huitième* jour, le bourrelet s'élargit; ses bords sont gon-
flés par l'afflux d'un liquide limpide. Le cercle rouge de la base
prend une couleur moins vive,
s'étend, comme par irradiation,
sur les parties voisines, et forme
ce qu'on appelle l'*aréole*.

Le *neuvième* et le *dixième* jour,

il y a gonflement des parties vaccinées, avec sentiment de démangeaison. Souvent quelques
mouvemensfébriles ont lieu; une
vive douleur se fait sentir sous
l'aisselle. Si l'on ouvre la pustule,
il en sort lentement une gouttelette limpide, qui bientôt est rem-
placée par une autre.

Du *douzième* au *quatorzième*
jour , les symptômes diminuent, la pustule commence à
sécher.

Du *quatorzième* au *vingt-troi-
sième* jour, la croûte devient de
plus en plus consistante et bru-
nâtre.

Vers le *vingt-septième* jour,
cette croûte tombe, et laisse une

trace semblable à celle de la petite-vérole.

En général, le développement et la marche de la vaccine sont plus rapides, pendant les chaleurs de l'été, que durant les froids de l'hiver.

Vaccinulle.

La piqûre s'enflamme dès le *premier* jour, quelquefois le *deuxième*, au plus tard le *troisième*. Il se forme aussitôt une vésicule, ordinairement irrégulière ; ses bords aplatis, inégaux, ne sont pas distendus par la matière ; celle-ci est peu abondante et d'un jaune limpide. Rarement il se forme une *aréole*. Pendant ce travail, on

éprouve une démangeaison in-
supportable ; les glandes de l'aisselle s'engorgent quelquefois, et
divers accès de fièvre se manifestent très - souvent. Le *septième* ou le *huitième* jour, la
croûte est entièrement formée ;
elle ne tombe pas plus vîte que
celle de la vaccine. Elle présente
quelquefois le même aspect, avec
la seule différence, qu'elle est
moins épaisse et qu'elle ne laisse
pas ordinairement de *cicatrice*,
mais seulement une *tache* à la
peau. La période de l'inflamma-
tion est très-rapide ; celle de la
dessication l'est encore davan-
tage.

La vaccinulle se montre aussi

sous d'autres caractères, mais dont la différence avec ceux de la vaccine est encore plus frappante.

THOMAS.

S'il y a une fausse vaccine ou vaccinulle, comme il vous plaira de la nommer, on devrait ne jamais y puiser le vaccin; car il serait, sans doute, d'une qualité à ne pas préserver de la petite-vérole.

LE MÉDECIN.

Vous avez raison, père Thomas. Aussi, l'on se garde bien d'en faire usage; mais la même matière, quoique bien choisie, qui produit la *vaccine* chez les uns, peut produire la *vaccinulle* chez les autres. Cela dépend de la disposition intérieure de la personne vaccinée, disposition plus ou moins favorable au développement régulier du vaccin. Cela dépend d'un état particulier et momentané dans lequel se trouvent, chez elle, les propriétés vitales. Il y a des individus sur lesquels on a été obligé de répéter plusieurs fois la vaccination afin d'obtenir la vaccine régulière.

THOMAS.

J'ai prêté une oreille attentive à tout ce que vous venez de me dire. Revenons à la question essentielle et principale; il semble que vous l'éludez; car vous ne prouvez pas que la vaccine soit un préservatif assuré contre la petite-vérole.

LE MÉDECIN.

Je ne pensais pas avoir besoin de chercher à prouver une chose qui est incontestablement démontrée par l'expérience. Cependant, pour vous convaincre, entrons dans quelques détails.

A peine la découverte de la vaccine fut-elle annoncée (1),

____

(1) « En germinal an 8, on ne s'oc-
» cupait de la vaccine en France que
» sur le bruit de ses succès annoncés
» dans les journaux, lorsqu'un homme,
» recommandable par son zèle pour le

que l'on s'empressa de la sou-

—————————————————

» bien public, que les troubles de la
» patrie avaient forcé de chercher un
» asile sur une terre étrangère, re-
» vint au milieu de ses concitoyens,
» dont il mérita toujours l'estime par
» ses nombreux services. M. *Laroche-*
» *foucauld-Liancourt* avait été témoin,
» pendant son séjour en Angleterre,
» des succès que l'on obtenait de l'ino-
» culation de la vaccine. Il crut trou-
» ver dans ce procédé l'occasion de faire
» un présent utile à son pays. Il la
» jugea surtout propre à commencer
» l'exécution d'un projet dont il s'oc-
» cupait vivement, celui de répandre
» en France le goût de ces souscrip-
» tions, au moyen desquelles tant de
» bien se fait chez le peuple anglais,
» et qui sont le vrai mode de la bien-
» faisance publique et particulière. »
(*Rapport du comité central*, 1805, p. 6.)

mettre à l'observation attentive des faits. Douze médecins, à Paris, se réunirent, par souscription, en comité (1), afin de recueillir, avec scrupule, tout ce que four-

---

(1) Les membres du comité de vaccine (le 20 ventôse an 11) furent

MM.

Thouret, directeur de l'École de médecine, *président*;

Pinel, de l'Institut, professeur de l'École de médecine;

J. J. Leroux, professeur de l'École de médecine;

Guillotin, ancien professeur de la Faculté de médecine de Paris;

Jadelot, de la Société de l'École de médecine;

Parfait, du Conseil de santé des armées;

nirait l'expérience pour connaître la vérité.

Les faits, en peu d'années, se multiplièrent tellement, qu'ils formèrent une masse de preuves en faveur de la vaccine. Ce co-

---

De Laroche, médecin des hospices civils de Paris;

Mongenot, médecin des hospices civils de Paris;

Salmade, docteur en médecine;

Doussin-Dubreuil, docteur en médecine;

Marin, chirurgien en chef du Prytanée de Paris;

Husson, médecin de l'hospice central de vaccine;

Membres du comité d'administration.

MM. Larochefoucauld-Liancourt, Delessert, Lasteyrie, Clavareau, Thouret.

mité a fait des milliers d'épreu-

Les membres qui composent aujour-
d'hui le comité sont

MM.
Alibert;
Auvity;
Chaussier, *président*;
Corvisart;
Doussin-Dubreuil;
Duchanoy;
Guerbois;
Hallé;
Husson, *secrétaire.*
Huzard;
Jadelot;
Lasteyrie (De);
Leroux (J. J.);
Parfait;
Pinel;
Salmade;

Nous pouvons ajouter M. le duc de

ves et de contre-épreuves; il en est résulté, de la manière la plus évidente, que la vaccine est un moyen préservatif aussi certain qu'une première atteinte de la variole.

Des vaccinés ont impunément habité avec des varioleux. On a tenté vainement de leur inoculer la petite-vérole; ils ont été à l'abri de la contagion générale, au mi-

---

Larochefoucauld, président honoraire et perpétuel du comité.

« Le nom de ce noble pair (*qu'il me soit permis de retracer les expressions de M. Husson*), rappelle toutes les » idées de générosité, de loyauté, de » saine philosophie et d'amour pas- » sionné du bien. » (*Rapport pour l'année 1816.*)

5.

lieu d'épidémies varioliques qui n'épargnaient presqu'aucun individu. C'est ce que l'on a pu remarquer, particulièrement à Paris, en 1818.

Vainement on voudrait objecter des exemples contraires à ces expériences; l'on ne peut citer que des faits controuvés ou mal interprétés; j'ose dire que les personnes qui les allèguent de bonne foi, ont été induites en erreur, en prenant pour la petite-vérole, certaines affections éruptives qui ont quelque ressemblance avec cette maladie, mais qui en diffèrent essentiellement.

Quelquefois, il faut la plus grande sagacité pour ne pas s'y méprendre ; mais, dans les cas difficiles à juger, on a toujours levé les doutes par la contre-épreuve, en inoculant ces éruptions qui ne produisent pas d'effet, si elles ne sont point varioliques.

Une chose bien remarquable, dans toutes les éruptions qui se manifestent chez les individus bien vaccinés, c'est qu'elles n'ont jamais présenté les caractères de malignité d'une petite-vérole tant soit peu confluente.

Voici, sur ce point, comment s'exprime M. Chaussier, dans le rapport du Comité central de la Vaccine, pour l'an 1816 :

« Dans le nombre des faits » que l'on allègue contre l'effi-

» cacité de la vaccine, il a été
» reconnu, tantôt que la vaccine
» ne s'était point développée
» après la piqûre de l'inocula-
» tion, tantôt qu'il n'y avait eu
» que des boutons de *fausse* vac-
» cine; ainsi, ces cas ne méri-
» tent aucune considération ul-
» térieure : mais d'autres fois, on
» a vu survenir une éruption pus-
» tuleuse après une vaccination
» dont la marche a paru régu-
» lière, et ces cas méritent un
» examen particulier. Ainsi, dans
» le courant du mois d'août der-
» nier, trois enfans de M. *Boul-*
» *lay*, pharmacien distingué de
» Paris, qui avaient été vaccinés
» depuis plusieurs années, qui

» portaient aux bras les vestiges
» ou cicatrices des piqûres de
» l'inoculation, et chez lesquels
» la vaccine avait été régulière,
» éprouvèrent un malaise géné-
» ral, un mouvement fébrile très-
» marqué, qui fut bientôt suivi
» d'une éruption de boutons iso-
» lés, disséminés à toute la sur-
» face du corps ; éruption que,
» dans les premiers instans, les
» parens et quelques médecins
» amis de la maison, regardèrent
» comme une véritable petite-
» vérole discrète et bénigne. Le
» Comité central de Vaccine,
» instruit de ces événemens par
» M. *Boullay*, se fit un devoir de
» recueillir avec soin toutes les

» circonstances de ce fait, et de
» s'assurer de leur exactitude.
» Chaque jour plusieurs de ses
» membres visitèrent ces enfans,
» et les suivirent dans tout le
» cours de leur maladie. Le pre-
» mier aspect pouvait facilement
» en imposer. L'éruption pustu-
» leuse dont ces enfans étaient
» affectés, avait en effet quelque
» similitude avec la petite-vérole;
» cependant elle en différait par
» la douceur, la bénignité des
» symptômes, la rapidité de sa
» marche, la promptitude de la
» dessication, qui eut lieu dès le
» *neuvième* jour de l'invasion.
» Enfin, pour constater, autant
» qu'il serait possible, la nature

» de cette affection, on recueillit
» de la matière contenue dans les
» pustules; on s'en servit pour ino-
» culer six enfans qui n'avaient
» point eu la petite-vérole, qui
» n'avaient point été vaccinés; et,
» malgré toute l'attention que
» l'on apporta à cette inocula-
» tion, aucun de ces enfans n'é-
» prouva la plus légère incom-
» modité. Rien ne prouve donc
» d'une manière indubitable que
» les enfans de M. *Boullay* aient
» eu véritablement la petite-vé-
» role. »

Un tel exemple, père Tho-
mas, nous apprend qu'il ne faut
pas ajouter foi, légèrement, à ce
que disent les antagonistes de

la vaccine. Ils ne manquent pas de citer des faits qui passent de bouche en bouche et vont toujours croissant. Les personnes qui veulent les accréditer, les débitent de manière à les revêtir de tous les caractères de la vérité. Si vous demandez à vérifier ces faits, vous reconnaissez, à des réponses évasives, qu'ils sont supposés ou mal interprétés (1).

---

(1) Admettons cependant que parmi les individus bien vaccinés, dont le nombre s'élève à plusieurs millions, il s'en trouve un ou deux atteints de la petite-vérole quelque temps après la vaccination. On ne pourrait en conclure rien contre l'efficacité préservative de la vaccine. Lorsqu'on a vu certains indi-

Au reste, il y a, maintenant, une si grande masse de preuves en faveur de la vertu préservative de la vaccine, que l'on ne pour-

---

vidus avoir une seconde fois la petite-vé-role, en a-t-on tiré la conséquence qu'une atteinte de cette maladie ne détruisait pas la disposition à la contracter une seconde fois? Lorsqu'on a vu, chez quelques vieillards, les cheveux qui étaient blancs jusqu'à l'âge de quatre-vingt-quinze et même cent ans, devenir bruns à cette époque, a-t-on seulement pensé que les cheveux blancs d'un vieillard eussent une disposition à devenir bruns ou noirs? Non, certainement. Mais on a considéré des faits aussi rares, comme des aberrations dont la nature n'est jamais exempte, même dans les choses qui semblent être dirigées par ses lois les plus immuables.

6

rait élever, sur ce point, le moindre doute, sans vouloir se mettre
en contradiction avec la raison
et l'évidence des faits.

Effectivement, il est démontré, par les contre-épreuves ou
expériences incontestables et
mille fois répétées sur des personnes de tout âge, de tout sexe,
que l'on n'est jamais parvenu à
leur communiquer la petite-vérole lorsqu'elles avaient été vaccinées, et que la vaccine avait
parcouru régulièrement toutes
ses périodes.

Ne voit-on pas maintenant,
chaque jour, des mères, des nourrices, qui ont été vaccinées depuis quinze à vingt ans, soigner

des enfans attaqués de la variole la plus confluente, la plus grave, leur donner le sein, vivre au milieu d'une atmosphère surchargée des miasmes de la petite-vérole, et cependant ne point contracter cette maladie ? Des faits aussi frappans sont, assurément, très-propres à établir, de la manière la plus positive, l'efficacité préservative de la vaccine.

Je n'ajouterai qu'un exemple pris dans le dernier rapport fait au Comité:

« M. Bonnet, chirurgien à » Rançon, vaccine un enfant de » sept mois. Le quatrième jour, » la mère, qui le nourrissait, con- » tracte la petite-vérole. Jusqu'au

» neuvième jour de la variole
» l'enfant tette sa mère; celle-ci
» meurt le onzième; l'enfant ne
» gagne point la maladie à la-
» quelle sa malheureuse mère
» succombe. » (*Rapport sur les
Vaccinations de* 1816, *page* 56.)

ENTRETIEN TROISIÈME.

La vaccination est une opération qui ne cause aucune douleur, et qui est exempte de tout danger. — Elle est préférable à l'inoculation de la petite-vérole. — Le fluide vaccinal ne transmet que la vaccine, quand même le sujet, chez lequel on le puise, serait affecté de quelque maladie.

THOMAS.

ON m'a dit que l'on faisait plu-

6.

sieurs piqûres pour vacciner ;
cela doit être bien douloureux.

LE MÉDECIN.

Tous les grains que l'on sème
ne germent pas ; tous les arbres
que l'on plante ne prennent point
racine ; de même le vaccin ne se développe pas toujours dans toutes
les piqûres. Il suffit au reste
qu'une seule piqûre réussisse.
Si l'on en fait deux ou trois ,
et même quatre à chaque bras,
c'est par précaution. On laisse,
entre elles, un intervalle de deux
ou trois travers de doigt, pour
que les aréoles inflammatoires ne
se confondent pas. De cette manière, il n'y a, dans la vaccina-

tion, ni violence, ni douleur. Les piqûres sont si légères, que j'ai vu beaucoup d'enfans sourire pendant qu'on les vaccinait. Dans le cours de la vaccine, la plupart des individus éprouvent, à peine, quelques momens de malaise, un jour ou deux; souvent même ils n'en éprouvent sensiblement aucun. Ils ne sont assujétis à rien de gênant; ils se livrent à leurs plaisirs et à leurs travaux comme à l'ordinaire. S'il arrive quelques mouvemens fébriles, ce sont des mouvemens salutaires, qui, dans un grand nombre de cas, aident la nature à se débarrasser de quelque principe de maladie, étrangère tant à la petite-vérole qu'à la vaccine: Je puis vous citer une foule d'exemples d'enfans qui n'ont joui d'une bonne santé qu'après avoir été vaccinés. (*Voyez la note*, p. 23.)

THOMAS.

On me vante beaucoup l'inoculation de la petite-vérole, et l'on m'assure qu'elle est préférable à la vaccination.

LE MÉDECIN.

Voilà encore une erreur qui, heureusement, ne peut s'accréditer. La vaccine a tous les avantages de la petite-vérole inoculée, sans en avoir les inconvéniens et les dangers.

1°. Par *l'inoculation* l'on donne la maladie qu'on se propose d'éviter. Il est vrai qu'on choisit, pour cela, les circonstances les plus favorables, ou, pour mieux dire, qu'on y prépare les malades. Mais, dans les momens des épidémies varioliques, on n'a pas toujours le temps de mettre en usage les remèdes préparatoires. Quelquefois, malgré ces remèdes, la maladie inoculée est aussi meurtrière que la petite-vérole acquise par contagion. A sa suite, on a vu des ophtalmies rebelles, des dépôts, des abcès, des ulcères, des engorgemens glanduleux. Les flétrissures qu'elle imprime sur la peau, s'étendent au visage comme à toutes les autres parties.

La *vaccination* ne produit pas une maladie. Loin d'entraîner des suites fâcheuses ou funestes, elle semble, chez quelques individus, exciter des révolutions salutaires. Les marques qu'elle laisse, sont bornées à l'endroit même où le fluide a été inséré; ainsi, elle n'altère jamais les agrémens de la figure.

2°. *L'inoculation* n'était praticable, ni dans les grandes chaleurs de l'été, ni pendant les froids rigoureux de l'hiver; du moins on n'osait pas la pratiquer dans l'une ou dans l'autre circonstance, parce qu'on avait géné-

ralement observé alors des accidens très-graves. On s'abs-
tenait d'inoculer les personnes
affectées de scrophules, de maladie vénérienne ou de scorbut.
On agissait de même à l'égard
des valétudinaires, des femmes
enceintes, et des filles près d'être
nubiles.

La *vaccination* se pratique, sans
crainte d'accidens, à tout âge,
dans toutes les saisons, dans tous
les climats et dans toutes les circonstances. Les valétudinaires
comme les bien portans sont ap-
pelés à jouir de ses bienfaits.

3°. *L'inoculation*, produisant
en réalité la petite-vérole, per-

pétue et multiplie les dangers d'une contagion singulièrement subtile. Elle fait perdre ainsi l'espérance, raisonnablement fondée aujourd'hui, d'éteindre par la vaccine les épidémies varioliques.

La *vaccination* sert à transmettre un fluide préservatif, et non une maladie. La vaccine ne peut se communiquer, ni par l'air, ni par les vêtemens ; elle ne laisse point échapper des effleuves épidémiques. L'espoir d'anéantir la petite-vérole se réalisera, lorsque la vaccination aura été universellement mise en pratique. Déjà plusieurs contrées

jouissent de cet heureux résul-
tat, notamment le cap de Bonne-
Espérance.

THOMAS.

Si le sujet, sur qui l'on prend le
vaccin est infecté de quelque maladie, il me semble que l'on court
le danger de communiquer cette
maladie à la personne que l'on
vaccine?

LE MÉDECIN.

Il importe plus de faire attention au sujet que l'on veut vacciner, qu'à celui chez lequel on
doit puiser le vaccin. Je ne pré-
tends pas blâmer ceux qui dési-
rent prendre le vaccin sur un

7

individu bien portant. Je veux seulement démontrer que toute crainte, à cet égard, serait mal fondée, et que des motifs de ce genre ne doivent nullement empêcher de recourir au préservatif.

Il a été reconnu par des épreuves les plus multipliées et les plus variées, que le fluide vaccinal ne peut transmettre que la vaccine, quel que soit le sujet sur lequel il ait été pris. On l'a puisé chez des individus qui avaient en outre, soit la petite-vérole (1),

___

(1) Le phénomène de la petite-vérole coïncidant avec la vaccine a lieu, lorsque le germe de la maladie a été

soit la gale, la teigne, la rougeole, la maladie vénérienne, les écrouëlles; on l'a puisé chez

---

acquis avant la formation de l'aréole vaccinale. On a observé que, dans une telle coïncidence, la vaccine a toujours paru amortir la violence de la petite-vérole et lui imprimer un caractère de bénignité.

Le fils de M. *Leblond*, professeur de mathématiques des enfans de France, fut vacciné à l'âge de sept ans. Le jour même de la vaccination, les symptômes de la petite-vérole se déclarèrent. Vers le *quatrième* jour, l'éruption était complète, la vaccine ne paraissait pas, et rien n'annonçait qu'elle dût se développper. La petite-vérole devenait de plus en plus confluente, et présentait des accidens tellement graves, que M. le docteur *Fabré-Palaprat*, qui donnait des dés mourans; il n'en est résulté aucune altération dans son essence, aucune modification dans son développement.

Une vérité, connue des anciens comme des modernes, c'est qu'un individu peut avoir, à la fois, plusieurs virus ou germes de maladies contagieuses.

---

soins à l'enfant, crut devoir appeler MM. Desessarts et de Montègre. L'état du petit malade parut si alarmant, que l'on n'osa concevoir aucune espérance de le sauver. Une partie des boutons s'affaissait, lorsque la vaccine se développa inopinément. Aussitôt les symptômes de la petite-vérole prirent un caractère benin. Cette maladie, ainsi que la vaccine, suivirent une marche régulière, et la terminaison fut des plus heureuses.

Ces différens virus peuvent compliquer une maladie, mais ils ne se confoudent jamais dans un même foyer. Cette vérité s'applique au vaccin qui n'admet aucun mélange étranger.

Nous pourrions, en quelque façon, comparer le vaccin à une branche de pêcher greffée sur un prunier. Peu importe que celui-ci soit d'une bonne ou mauvaise espèce, la branche greffée ne produira que des pêches dont la qualité naturelle ne sera pas altérée; cette branche ne participera point de la saveur du prunier, quoiqu'elle se développe sur lui et qu'elle en tire sa substance.

7.

Ne perdons pas de vue, que, tous les jours, dans la pratique, on puise le vaccin sur un seul individu pour le communiquer à plusieurs. Si, dans le nombre des vaccinés, il s'en trouve un qui devienne malade, tous les autres jouissent d'une santé souvent mieux confirmée qu'auparavant. Donc ce n'est pas au vaccin qu'on peut attribuer la maladie, mais à une disposition toute particulière de l'individu malade; car si par le vaccin il pouvait y avoir transmission de quelque germe de maladie, cette transmission ne se bornerait pas à un seul individu, elle atteindrait tous ceux pour lesquels on aurait puisé ce fluide à la même source.

Voudrait-on objecter qu'à la suite de la vaccination, il survient quelquefois des éruptions, tantôt partielles, tantôt générales? Mais ces éruptions consistent simplement en des pustules qui ressemblent, par fois, à de petites vésicules, d'autres fois à des grains de millet; jamais elles n'ont un caractère de malignité, jamais elles ne laissent, après la guérison, des traces semblables à celles de la petite-vérole.

THOMAS.

On cite cependant des accidens fâcheux, quelques-uns même mortels, qui ont eu lieu chez des personnes vaccinées.

LE MÉDECIN.

Il serait injuste d'attribuer à la vaccine des accidens funestes. Une maladie peut se développer après la vaccination; car, dans tous les temps de la vie, nous sommes exposés à devenir malades. Pour prétendre qu'une maladie est véritablement causée par la vaccine, il faudrait, avant tout, démontrer que le sujet, qui en est affecté, n'a pas été, depuis la vaccination, exposé à des causes capables de le rendre malade; il faudrait être assuré qu'il n'avait pas des dispositions constitutionnelles ou héréditaires à l'invasion d'une maladie.

On voit souvent une impression, une émotion, une chûte être accidentellement l'occasion du développement d'une maladie dont les dispositions préexistaient et n'attendaient que cette occasion pour se manifester. Il est possible que, dans des circonstances que nous ne saurions ni déterminer ni prévoir, le mouvement qui suit la vaccination devienne aussi l'occasion d'une maladie, sans en être la cause, et qu'il fasse ce qu'aurait fait également toute autre révolution survenue dans le même temps.

Au reste, les accidens que

l'on veut mettre sur le compte de la vaccine, se présenteraient souvent, si elle en était la cause. Or, après avoir recueilli exactement tous les faits, bien observés, à Londres, à Genève, à Madras, à Paris, dans les départemens et dans les divers Etats de l'Europe, les accidens défavorables ne se sont manifestés que dans le rapport, tout au plus, de un ou deux sur un million d'individus vaccinés. J'ose le dire, il serait irraisonnable, et même injuste, de les attribuer à la vaccine.

ENTRETIEN QUATRIÈME.

De la vaccination. — Origine du vaccin. — Comment on le conserve et comment on le transmet. — Conduite à tenir pour assurer le succès de la vaccination.

THOMAS.

Vous avez dissipé toutes les fausses idées dont on m'avait imbu contre la vaccine. Je n'ai plus d'objections à vous faire. Permettez-moi quelques questions de pure curiosité.

D'où nous vient le vaccin ?

LE MÉDECIN.

Le vaccin existe dans les pustules du *cowpox*, nom qu'en Angleterre, on donne à une éruption particulière qui a son siége au pis des vaches. C'est un docteur anglais, nommé *Jenner*, qui, en 1795, reconnut dans ces pustules la vertu anti-variolique. Il fit cette découverte, dans le comté de Glocester, en Angleterre.

THOMAS.

Pourquoi quand on veut vacciner, ne puise-t-on pas le fluide au pis des vaches ? Il me semble que cela vaudrait mieux.

LE MÉDECIN.

Le vaccin recueilli sur les boutons de ceux qui ont été vaccinés produit une éruption bénigne, tandis que celui qui est fourni par le *cowpox* cause quelques accidens, tels que le frisson, des lassitudes, le vomissement, l'ulcération de la partie.

THOMAS.

Peut-on avoir du vaccin en tout temps?

LE MÉCECIN.

Oui ; parce qu'on peut le conserver sur des corps non oxidables, tels que l'or, l'ivoire, l'écaille, le fil, le verre ; pourvu qu'on ait soin de le soustraire au contact de l'air, de la lumière, de la chaleur et de l'humidité. C'est ce qu'on appelle le vaccin desséché. Avant de s'en servir, il faut le délayer avec un peu d'eau tiède. Mais le vaccin frais est plus sûr pour produire la vaccine. Il faut qu'il soit limpide et visqueux. On le trouve en cet état, ordinairement, du *septième* au *douzième* jour.

THOMAS.

Quelle différence y a-t-il entre vaccin, vaccine, vaccinulle et vaccination ?

LE MÉDECIN.

Le *vaccin* est le fluide même.

La *vaccine* et la *vaccinulle* ne sont autre chose que le vaccin considéré sous ses rapports préservatifs.

La *vaccination* est l'opération par laquelle on inocule le vaccin.

THOMAS.

Comment fait-on pour vacciner?

LE MÉDECIN.

Rien n'est plus simple que cette opération. On pique légèrement la pustule dans laquelle on veut puiser le fluide. Celui-ci sort peu à peu, et forme une gouttelette ronde.

Après avoir reçu, sur la pointe de la lancette, une portion du vaccin, on saisit fortement et postérieurement, avec la main gauche, le bras du sujet qu'on se dispose à vacciner; on tend exactement la peau, dans laquelle on fait la piqûre, en introduisant l'instrument avec la main droite, suivant une direction moitié horizontale et moitié perpendiculaire, jusqu'à ce qu'il paraisse une légère teinte rouge. On laisse ensuite séjourner, un instant, dans la plaie, la lancette que l'on agite doucement.

Il faut, après l'insertion du vaccin, laisser sécher la plaie. On évite que les piqûres soient en contact avec de la laine; on a soin que les bras ne soient pas serrés par des vêtemens étroits.

Il faut s'abstenir de gratter les boutons, de peur de faire avorter l'effet préservatif qui ne s'établit que lorsque l'*aréole* se forme.

Comme la vaccine n'est pas, à proprement parler, une maladie, le traitement est presque nul. Il consiste à éviter les écarts de régime, et certaines circonstances qui pourraient devenir nuisibles en santé.

Après la chûte de la croûte vaccinale, quelques médecins sont dans l'usage de faire administrer un ou deux légers purgatifs. Cela n'est pas nécessaire, s'il ne se présente point des signes indicateurs de purger.

8.

THOMAS.

Après l'opération, celui qui a vacciné n'a donc plus rien à faire?

LE MÉDECIN.

Comme l'efficacité préservative de la vaccine consiste essentiellement, dans un mouvement de la nature, dans un travail général et intérieur qui n'est pas toujours apparent, *il faut en observer exactement la marche.* En outre, il peut arriver que la vaccination soit suivie de fièvre avec différens symptômes d'irritation locale ou générale. Cela peut avoir lieu principalement, chez les nouveaux nés, chez les

personnes d'une constitution ner-
veuse, à l'époque de la dentition
ou lorsque les piqûres sont très-
multipliées et que les aréoles
se confondent. Il ne suffit donc
pas d'avoir inséré le vaccin en
faisant quelques piqûres, il faut
s'assurer s'il se développe régulièrement. C'est là le devoir le
plus important du vaccinateur,
qui doit examiner tout par lui-
même; autrement il s'expose à
être trompé, et à laisser, par sa
négligence, la personne opérée
dans une trompeuse sécurité.

THOMAS.

Que faut-il faire quand il se
manifeste des symptômes violens?

LE MÉDECIN.

On remédie facilement et promptement à des symptômes violens, par un bain tiède, une tisane d'orge et de chiendent, et, surtout, en ouvrant les boutons et procurant ainsi leur déplétion.

THOMAS.

Mais si la marche de la vaccine est faible et languissante, que convient-il de faire?

LE MÉDECIN.

On seconde les efforts de la nature que l'on excite par quelques boissons agréables propres à faciliter la transpiration. Il importe, en ces cas, de ne point ouvrir ou percer les pustules vaccinales.

THOMAS.

Si la vaccine ne se développe pas, ou si sa marche irrégulière nous fait reconnaître une *vacci-nulle*, que faut-il faire?

LE MÉDECIN.

Il faut renouveler la vaccination. Il y a eu des sujets qu'on a été obligé de vacciner jusqu'à sept et huit fois. On ne doit point négliger de réitérer cette opération, tant que l'on saura, d'une manière positive, que le sujet n'a jamais eu la petite-vérole ou que la vaccine ne s'est pas bien développée chez lui. Mais toute tentative serait inutile, sur une personne qui aurait déjà eu la petite-vérole ou régulièrement la vaccine

THOMAS.

Dans la suite, peut-on reconnaître si un individu a eu régulièrement la vaccine?

LE MÉDECIN.

On le reconnaît à la trace qui reste après la chûte de la croûte vaccinale; cette trace forme un petit creux; et, je vous l'ai déjà dit, la *vaccinulle* ne laisse ordinairement qu'une tache. Cependant, comme, chez certaines personnes, le tissu de la peau est tel, que la trace est à peine perceptible, et que l'on peut s'y méprendre, il conviendrait d'exiger un certificat du vaccinateur qui attesterait que la vaccine a parcouru régulièrement sa marche.

C'est le meilleur moyen pour ne laisser aucun doute; et cela obvierait à beaucoup d'abus. Par exemple : on a vu, bien souvent, des nourrices, soit par préjugé, soit par cupidité, ne point faire vacciner leur nourrisson, malgré la recommandation expresse des pères et mères ; assurer pourtant l'avoir fait. Les parens, après avoir remboursé des frais prétendus de vaccination, vivaient en sécurité, lorsqu'une petite-vérole bien caractérisée venait dévoiler la supercherie, pour ne pas dire la mauvaise foi des nourrices, et leur arrachait un aveu trop tardif.

THOMAS.

Je vous promets, M. le docteur, que je vais profiter de vos avis et de vos conseils. Je sais combien est terrible la petite-vérole; je demeure convaincu que la vaccine est un moyen aussi assuré que simple pour s'en préserver, et qu'elle est exempte de danger. S'il se trouve des pères et mères incapables d'apprécier tout le bien qui en résulte, je désire qu'ils aient connaissance de nos entretiens. J'espère qu'alors ils sortiront de l'état d'aveuglement ou d'insouciance dans lequel ils sont retenus, soit par les faux préjugés, soit par un système d'obstination contre lequel l'autorité publique ne saurait employer des mesures trop rigoureuses.

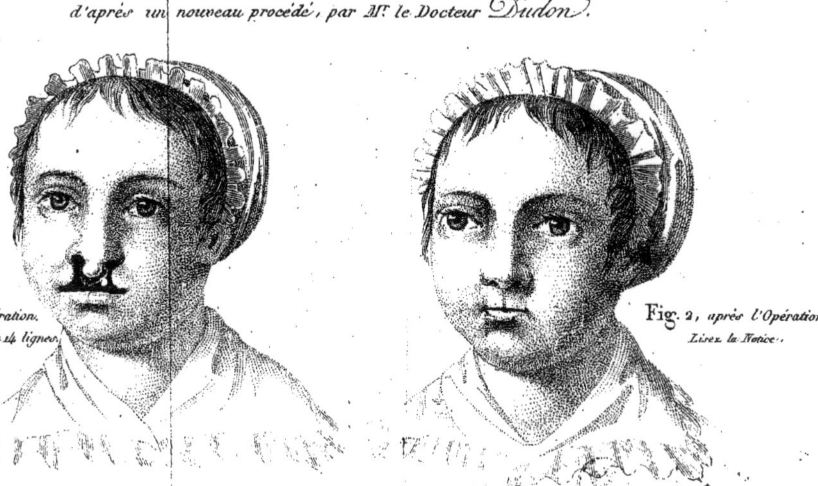

Enfant né avec un BEC-DE-LIEVRE, opéré, à l'âge de trois ans et un mois,
d'après un nouveau procédé, par M^r le Docteur Dudon.

NOTICE

Sur un nouveau procédé opératoire, pour guérir la division labiale, appelée communément bec-de-lièvre.

———

L'OPÉRATION pour guérir la division labiale, appelée communément *bec-de-lièvre*, était imparfaite, soit dans les moyens employés pour maintenir en contact les bords de la plaie, soit dans le procédé opératoire. Depuis long-temps on avait reconnu cette imperfection, depuis long-temps aussi des praticiens distingués et placés à la tête de grands hôpitaux, avaient tenté divers moyens plus ou moins ingénieux; l'expérience en a fait justice.

Ainsi, *rendre le concours de la suture absolument inutile, dans l'opération du bec-de-lièvre*, était un problême que personne n'avait encore pu résoudre.

Un appareil de mon invention donne la solution de ce problême. Il sert, non-seulement à éviter, *dans tous les cas*, les douleurs de la suture, mais il renferme, en outre, plusieurs avantages non moins importans, et qui obvient aux inconvéniens de la méthode usitée jusqu'à ce jour.

Cet appareil se compose de deux instrumens, dont l'un est principal, et l'autre accessoire. Je nomme le premier *Senostat*, et l'autre *Coaptateur*.

Pour juger de ses effets, on peut l'essayer sur tel individu que l'on voudra.

1°. Il enchaîne, si je puis m'exprimer ainsi, la contractilité des muscles qui servent aux mouvemens des lèvres. C'est en conséquence de cette propriété essentielle, que je donne à l'instrument principal le nom de *Senostat*, du grec σενωσις, contraction, retirement, et σlαω, je suis arrêté.

2°. La compression n'est exer-
cée que sur des points assez éloi-
gnés de la plaie pour que le
travail de la nature n'y soit nullement contrarié.

3°. La force compressive est
portée à tel degré que l'on veut.

Ce degré demeure invariable,
dès qu'on l'a fixé, car le Senostat
a des points d'appui tellement
disposés, que nul dérangement
ne peut avoir lieu.

4°. L'action de l'appareil ne
fait éprouver aux malades, ni
gêne, ni douleur; c'est à leur
propre témoignage que j'en appelle.

5°. Les bords de la division,
étant maintenus en contact, d'une

manière immobile et permanente, par l'effet du Senostat, et mis en rapport par le moyen du Coaptateur, la suture est inutile, par conséquent l'opération moins douloureuse, et la guérison plus prompte.

6°. On peut, suivant qu'on le juge nécessaire, augmenter ou diminuer la force compressive, sans déranger l'appareil.

7°. Dans le bec-de-lièvre accidentel et récent, il n'y a pas d'opération à pratiquer; tout est réduit à un simple pansement.

8°. On peut entreprendre l'opération, dès l'âge le plus tendre comme dans un âge avancé. Nul doute que cela ne soit très-avantageux, surtout, dans les cas où l'arcade alvéolaire est interrompue par défaut de substance. L'expérience démontre, tous les jours, que, lorsque la division labiale a été guérie, l'écartement de l'arcade alvéolaire, et, par conséquent, la fente du palais diminuent, peu à peu, par l'effet d'une action presque insensible, mais continuelle, des muscles de la lèvre. Si cela a constamment lieu, jusqu'à un certain point, même chez les personnes opérées dans un âge adulte, n'est-il pas certain, que c'est une indication positive d'opérer dans un âge tendre, et quand les parties, par leur flexibilité, se prétent facilement à toute sorte d'impulsions?

Cependant je ne conseillerai pas d'opérer avant l'époque du sevrage, c'est-à-dire, avant l'âge d'environ un an; c'est l'époque la plus favorable, et l'on n'aura encore rien perdu de l'avantage que je viens d'indiquer. Je développerai dans une monographie les motifs qui m'engagent à ne pas faire l'opération au moment de la naissance, malgré la certitude de guérir la difformité.

Quand il y a défaut de substance à l'arcade alvéolaire, tellement que l'enfant ne puisse saisir le téton, j'y supplée provisoirement par une gencive en

argent, et, par ce moyen, l'allai-
tement qui était impossible est
rendu très-facile.

9°. Je me suis assuré, par l'expérience, que les malades traités
suivant ma méthode, peuvent,
sans inconvénient, parler et
prendre de la nourriture le jour
même de l'opération.

10°. On n'a point à craindre
des suites fâcheuses, ni du rire,
ni des pleurs, ni de l'éternuement. Dans les autres méthodes
on a vu la secousse brusque
imprimée par l'éternuement, dé-
truire, en un clin d'œil, des gué-
risons qui touchaient à leur fin.

11°. Un avantage qui me paraît
mériter quelqu'attention, c'est

que le Senostat peut suppléer efficacement au Tourniquet, pour la compression permanente des artères. Si je ne craignais de passer les bornes d'une simple notice, je pourrais démontrer, que, dans beaucoup de cas, il lui serait préférable. Plus portatif, et d'un prix moins élevé, il conviendrait mieux dans la chirurgie militaire, puisqu'il réunirait le double avantage de pouvoir servir à la compression des artères, et au traitement des plaies faites, à la tête ou à la figure, par des instrumens tranchans.

Désirant perfectionner, autant qu'il m'était possible, tout ce qui a rapport à l'opération du bec-de-lièvre, j'ai pensé qu'il ne fallait rien négliger pour effacer toutes les traces désagréables de cette difformité. Or, à la suite de la plupart des opérations pratiquées par l'ancienne méthode, on voit, ou un défaut de parallélisme dans le bord libre de la lèvre, ou une petite échancrure que l'on appelle *bec-d'aiguière*. J'ai redoublé d'efforts pour y remédier ; très-heureusement ils n'ont pas été infructueux.

Je ne retracerai pas ici toutes les difficultés que j'ai éprouvées, dans mes premiers essais, afin de parvenir au but que je m'étais proposé. Je m'estime heureux de

les avoir surmontées. Je me se-
rais estimé encore plus heureux,
si certains personnages, pour
lesquels je n'ai jamais cessé d'a-
voir de la vénération, et qui, par
le rang qu'ils occupent dans
le monde médical, devraient se
plaire à encourager les efforts
qui tendent aux progrès de la
science, n'avaient indirectement
cherché à m'abreuver de dé-
goûts. Je l'avoue, j'avais condam-
né mon invention à l'oubli, lorsque M. *Dupuytren* est venu, par
sa bienveillance, ranimer mon
zèle.

Ce célèbre praticien, à qui j'a-
vais montré le *Senostat*, et qui en
avait porté un jugement favora-

ble, saisit la première occasion qui se présenta à l'Hôtel-Dieu pour en faire l'épreuve. Là, sous ses yeux, et en présence d'un grand nombre d'Elèves, j'appliquai l'instrument. Le succès confirma la justesse du jugement de M. *Dupuytren,* qui m'a témoigné sa satisfaction.

Un jugement également favorable avait été porté par M. le baron *Percy*; il me suffit de nommer ce savant pour exprimer combien j'apprécie son opinion.

Cependant, M. *Dupuytren* et M. *Percy* n'ont pu juger que d'une partie de mon appareil; car ils n'avaient pas connaissance de mon Coaptateur, au moyen duquel la suture est rendue inutile, dans tous les cas.

Ni l'un ni l'autre, ne connaissent même pas encore la manière prompte et facile avec laquelle, d'après ma méthode, on avive les bords, en se servant du bistouri ou simplement d'une lancette.

Je ferai observer que pour aviver les deux bords de la division labiale, je ne fais point d'abscision, et que le coaptateur agit comme une ligature longitudinale.

Je ne tracerai pas le détail des opérations que j'ai pratiquées; je me contenterai d'exposer l'état du petit malade, que j'ai fait gra-

ver avant et après l'opération.
(*Voyez* la gravure.)

En avril 1818, on me présenta,
pour être opéré, le petit *Vital
Bonhoure*, âgé de trois ans et un
mois, demeurant rue Vieille Place-
aux-Veaux, n° 17. Cet enfant était
né avec un bec-de-lièvre extraor-
dinaire et qui le rendait affreux.

La lèvre supérieure, l'arcade
alvéolaire, la voûte palatine et la
luette étaient partagées en deux.
Les lambeaux de la lèvre parais-
saient retirés, sous chaque aîle
du nez, en forme de mamelon.
L'écartement, à l'arcade, était de
dix lignes; à la lèvre, il était de

quatorze. On apercevait entièrement la voûte du palais et les anfractuosités des fosses nasales.

Au milieu de cet écartement, existait une éminence osseuse de la grosseur d'une noix moyenne. Elle paraissait être une portion isolée des os maxillaires, et présentait une forte saillie, très-difforme, jusqu'au bout du nez, à la cloison duquel elle adhérait. Elle était garnie d'une dent incisive. Il y avait un petit bouton charnu au-devant de l'éminence, et précisément au bout du nez, dont on aurait dit qu'il était un prolongement. Je le considérai comme un petit lambeau de la lèvre, lambeau isolé, et placé, dans ce

lieu insolite, par l'effet de la difformité.

Je conserve dans de l'alcohol
rectifié l'éminence osseuse garnie
de la dent incisive.

Aujourd'hui , l'on n'aperçoit
plus de difformité ; l'écartement
de l'arcade qui était de *dix* lignes est réduit à *une* ou *deux*,
et l'enfant commence à parler;
tandis qu'avant l'opération, il lui
avait été impossible de pronon-
cer une syllabe.

Je terminerai cette notice, en
rapportant quelques circonstances particulières relativement
à une petite fille nommée *Estelle
Lévêque*, de Versailles, que j'ai
opérée, à l'âge de dix-huit mois,

le 26 octobre 1818. L'opération, par elle-même, n'offre rien de remarquable. Ce qui m'engage à en faire mention, c'est que, le sur-lendemain (28 octobre), jour de séance de la *Société Médico-Pratique*, je présentai la petite à la Société. Tous les membres présens à la séance virent mon appareil appliqué ; ils reconnurent combien il est simple et solide ; en un mot, ils s'assurèrent qu'il ne causait à la malade, ni gêne, ni douleur. Je promis de représenter l'enfant quand elle serait guérie ; elle le fut au bout de huit jours ; et je la rendis à ses parens.

Le 28 du mois de novembre,

la mère ramena sa petite, et la présenta à la Société. Les membres présens étaient nombreux. Ils témoignèrent leur satisfaction, en voyant qu'il ne restait de la difformité qu'une trace linéaire presque imperceptible, sans la moindre échancrure. Ils remarquèrent la plus parfaite symétrie dans la lèvre ; car la partie droite, où l'opération a été pratiquée, est entièrement égale à la partie gauche.

Nota. Au moment où cet opuscule est sous presse, je viens d'opérer un jeune homme, âgé de quinze ans, ayant la lèvre droite entièrement fendue jusque dans la fosse nasale, avec interruption à l'arcade alvéolaire, et séparation de la voûte du palais. J'ai fait cette opération en présence de MM. les docteurs *Chomel*, *Fabré - Palaprat* et *Mercier*, qui ont pu juger du précieux avantage que présente mon appareil, tant pour la promptitude de l'opération, que pour la certitude du succès.

FIN.

TABLE.

ENTRETIEN TROISIÈME.

www.ingramcontent.com/pod-product-compliance
Ingram Content Group UK Ltd.
Pitfield, Milton Keynes, MK11 3LW, UK
UKHW022312070726

13614UKWH00002B/685